TRAITEMENT DU DIABÈTE

PAR LE

RÉGIME DES CORPS GRAS

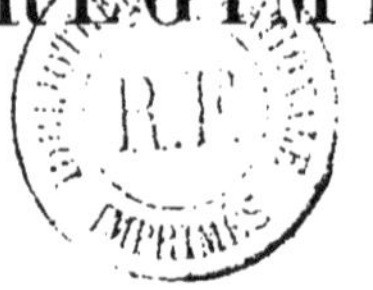

PAR

F. MAIGNON

Chef de Travaux de Physiologie
et chargé du cours de Thérapeutique générale
à l'École Nationale Vétérinaire de Lyon,

Lauréat de l'Institut et de l'Académie de Médecine.

LYON

A. REY ET Cie, IMPRIMEURS-ÉDITEURS

4, RUE GENTIL, 4

1909

Ti

TRAITEMENT DU DIABÈTE

PAR LE

RÉGIME DES CORPS GRAS

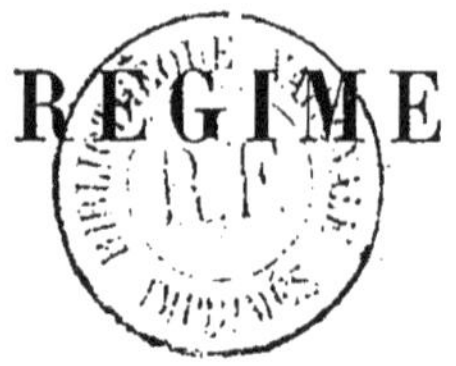

PAR

F. MAIGNON

Chef de Travaux de Physiologie
et chargé du cours de Thérapeutique générale
à l'École Nationale Vétérinaire de Lyon,

Lauréat de l'Institut et de l'Académie de Médecine.

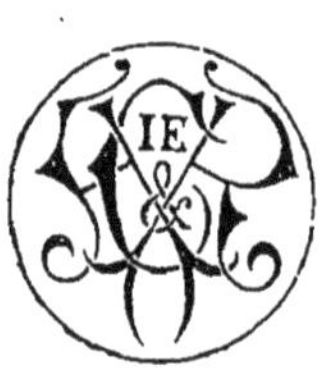

LYON

A. REY ET Cie, IMPRIMEURS-ÉDITEURS

4, RUE GENTIL, 4

1909

TRAITEMENT DU DIABÈTE
PAR LE RÉGIME DES CORPS GRAS

I

COMMUNICATIONS

SOCIÉTÉ DE BIOLOGIE

Séance du 11 Avril 1908.

(*Comptes rendus*, t. LXIV, p. 671.)

Du rôle des graisses dans la glycogénie, chez les sujets sains et chez les diabétiques,

Par F. MAIGNON.

MM. Bouchard et Desgrez ont déjà montré en 1900 que la réalimentation à la graisse n'élève pas le taux du glycogène hépatique, lorsque ce dernier a été abaissé par l'inanition. D'après les auteurs, il n'en serait pas de même du glycogène musculaire qui subirait une augmentation. Mais, pour les muscles, les résultats sont beaucoup moins nets que pour le foie, car l'on est obligé d'établir des moyennes sur des chiffres ayant entre eux de très grands écarts.

Nous avons répété les expériences précédentes en 1905, en comparant les effets de la réalimentation à la viande et à la graisse. Nous donnons à titre d'exemple les deux expériences suivantes :

Chien à jeun de quatre jours, réalimenté à la viande bouillie, tué dix-neuf heures après son repas.	Chien à jeun de quatre jours, réalimenté au lard gras, tué vingt heures après son repas :
Foie : 44 gr. 80 de glycogène pour 1.000.	Foie : 2 gr. 20 de glycogène pour 1.000.

Dans d'autres expériences, nous avons réalimenté les animaux plusieurs jours de suite avec de l'huile (introduite directement dans l'estomac), afin d'éviter les matières albuminoïdes qui accompagnent la graisse dans le lard ; dans ce cas, la quantité de glycogène contenue dans le foie après la réalimentation était toujours exactement la même que celle des animaux non réalimentés.

Pour les muscles, nous n'avons pas trouvé de différence entre les animaux à jeun et réalimentés au point de vue de la teneur en glycogène.

Nous conclurons que le foie fait très rapidement du glycogène avec l'albumine, tandis qu'il est impuissant à en faire avec la graisse. Il semble en être de même pour les muscles.

Nous avons repris l'étude de cette question en expérimentant sur une chienne atteinte d'un diabète maigre excessivement grave, chez qui la glycosurie du jeûne était augmentée par tout aliment pouvant donner naissance à du sucre.

Cette chienne, âgée de neuf ans, était malade depuis un mois, durant lequel elle avait maigri beaucoup tout en mangeant énormément. Nous la soumettons successivement au régime de la soupe, de la viande bouillie et de l'huile. Nous résumons dans le tableau suivant les effets de ces différents régimes sur sa nutrition :

RÉGIME	SOUPE A DISCRÉTION (4 jours)	VIANDE BOUILLIE (500 gr.) (3 jours)	INANITION (1 jour)
Poids initial : 9 kilog. 700	Diminution de : 300 gr. par jour.	Diminution de : 250 gr. par jour.	Diminution de : 300 gr. par jour.
Urée . . .	12 gr. 24	34 gr. 69	16 gr. 38
Sucre . . .	125 gr. 47	51 gr. 71	19 gr. 17
Acétone . .	0 gr. 688	1 gr. 249	0 gr. 122

RÉGIME	HUILE SEULE			HUILE, 100 GR. + VIANDE, 70 GR.	
Poids : Stationnaire pendant toute la durée du traitement.					
Urée. . .	9 gr. 79	3 gr. 36	8 gr. 48	8 gr. 35	5 gr. 26
Sucre . .	7 gr. 38	4 gr. 44	4 gr. 46	1 gr. 65	0 gr. 55
Acétone .	0 gr. 698	0 gr. 388	0 gr. 283	0 gr. 307	0 gr. 412

Nous remarquons, dans cette expérience, que l'huile a eu pour effet :

1° D'arrêter immédiatement l'amaigrissement ;

2° D'abaisser le taux de l'urée en épargnant la destruction d'albumine;

3° De faire disparaître rapidement le sucre de l'urine;

4° De diminuer l'acétone;

5° De produire une amélioration énorme de l'état général : réapparition des forces et de la gaieté, disparition de la constipation.

Il résulte de ces diverses expériences que les graisses ne semblent pas pouvoir se transformer en hydrates de carbone, pas plus chez les diabétiques que chez les sujets sains.

Séance du 2 Mai 1908.

(*Comptes rendus*, t. LXIV, p. 798.)

Traitement du diabète par le régime gras,

Par F. Maignon.

Dans une note précédente (*Société de Biologie*, 11 avril 1908), nous avons fait ressortir les bons effets de l'administration de corps gras à une chienne diabétique. Cet animal, atteint d'un diabète maigre des plus graves, éliminait 19 grammes de sucre à l'état de jeûne, et 51 grammes quand il était alimenté exclusivement avec de la viande bouillie.

L'administration de corps gras, sous forme d'huile, au lieu d'élever la glycosurie au-dessus de celle du jeûne, comme le faisait l'albumine, fut suivie de la disparition rapide du sucre, de la diminution de l'urée, de l'acétone, et de la cessation immédiate de l'amaigrissement En même temps, l'état général redevint normal.

Cette expérience nous montre que les corps gras constituent l'aliment de prédilection des diabétiques, puisqu'ils ne donnent pas naissance à du sucre, et qu'ils sont, par conséquent, les seuls à être utilisés en totalité par ces malades, les féculents donnant 100 pour 100 de sucre et l'albumine environ 40 pour 100.

Si nous considérons, en outre, que la caractéristique du diabète réside dans une mauvaise utilisation du sucre, résultant du défaut de combustion de cette substance, se traduisant, d'ailleurs, par un abaissement du quotient respiratoire, nous sommes amenés tout naturellement à diminuer le plus possible, dans l'alimentation des diabétiques, les substances capables de produire du sucre et à les remplacer par des aliments gras.

Dans les cas de diabète grave, on devra supprimer complètement les féculents, réduire l'albumine au minimum indispensable à la réparation de l'usure organique et donner en abondance des aliments gras. Ce régime, appliqué à des malades atteints de diabète maigre avec azoturie et glycosurie intenses, produit rapidement la disparition de sucre, la diminution de l'acétone, l'abaissement de l'urée et en même temps l'arrêt immédiat de l'amaigrissement. L'état général s'améliore profondément ; la soif cesse ainsi que la polyurie, et les forces reviennent.

A priori, on pourrait douter de l'efficacité de ce traitement dans le diabète gras, puisque les malades atteints de cette maladie ont de la graisse en excès qu'ils n'utilisent pas, mais l'objection disparaît si l'on considère que les sujets gras ne font pas exception à la règle et qu'ils ne brûlent leur graisse de réserve que dans le cas d'alimentation insuffisante.

Si l'alimentation d'un diabétique gras maintient la fixité du poids, la ration est juste suffisante et le malade brûle exactement dans les vingt-quatre heures les éléments constitutifs de cette dernière, c'est-à-dire beaucoup d'albumine si elle en comporte beaucoup, et, au contraire, beaucoup de graisse si cette substance domine.

Nous ferons remarquer, en outre, que ce traitement du diabète est également celui de l'albuminurie si fréquente chez les diabétiques, puisqu'il permet de réduire beaucoup l'albumine alimentaire. Nous avons obtenu chez un malade la disparition de ce symptôme après quelques jours de traitement.

Il nous a paru préférable, pour ne pas éveiller la répulsion que certaines personnes peuvent avoir pour les graisses, de faire prendre les corps gras sous forme de médicament après les avoir rendus directement assimilables au moyen d'une émulsion avec saponification partielle obtenue à l'aide de la lessive de soude.

Nous avons entrepris, en collaboration avec le Dr Fernand Arloing, des essais de ce traitement sur l'homme, dont nous publierons les résultats prochainement. Nous pouvons dire, dès maintenant, qu'ils reproduisent exactement ceux que nous avons obtenus sur le chien, quelle que soit la forme de la maladie.

A titre d'exemple, nous citerons une malade qui avait 132 grammes de sucre et 22 grammes d'urée, et dont le sucre est tombé à 17 grammes après deux jours de traitement, à 7 grammes après neuf jours, 2 gr. 90 après treize jours, 0 gr. 56 après dix-sept jours, 0 gr. 18 après vingt et un jours. L'urée a baissé brusquement et s'est maintenue autour de 16 grammes. En même temps, amélioration extrêmement marquée de l'état général : disparition de la soif, de l'asthénie, du nervosisme, etc.

SOCIÉTÉ MÉDICALE DES HOPITAUX DE LYON

Séance du 9 Juin 1908

(*Lyon médical*, 16 Août 1908, p. 249)

Traitement du diabète par le régime des corps gras.

Par F. Maignon

Les physiologistes ne sont pas d'accord sur la question de la production du glycogène aux dépens des graisses ; des savants éminents admettent cette transformation, d'autres la nient.

Nous allons exposer des faits qui démontrent que cette transformation n'a pas lieu, au moins chez les diabétiques et nous déduirons de ces faits un traitement physiologique du diabète qui nous a donné des résultats d'une très grande netteté chez les animaux et chez l'homme.

Rôle des graisses dans la glycogénie chez les sujets sains.

En 1900, MM. Bouchard et Desgrez étudient, chez les animaux inanitiés, l'influence de la réalimentation à la graisse sur la reformation du glycogène. Des chiens, soumis à un jeûne de trois à cinq jours, sont nourris avec du lard gras. Le glycogène est dosé sur des sujets différents avant et après cette réalimentation. Les auteurs ne constatent aucune augmentation de cette substance dans le foie; ils concluent que cet organe est incapable de faire du glycogène aux dépens des graisses.

Pour les muscles, les résultats semblent différents, le glycogène paraît plus abondant chez les sujets qui ont mangé du lard ; mais les chiffres qui ont servi à établir les moyennes présentent entre eux de trop grands écarts pour qu'il soit permis de conclure d'une façon formelle.

En 1905, nous avons effectué des expériences analogues, en vue d'étudier comparativement l'influence de la réalimentation à la viande et à la graisse.

Nous avons fait ces expériences, aux mois de mai, juin, époque à laquelle le foie ne renferme plus que des traces de glycogène (0 gr. 50 à 1 gr. 50 par kilogramme) après trois jours et même quarante-huit heures d'inanition.

Les expériences ont porté sur le chien : aux uns nous avons donné de la viande bouillie, et aux autres de l'huile émulsionnée dans du carbonate de soude (ou l'introduisait directement dans l'estomac au moyen d'une sonde).

Les animaux réalimentés à la viande, tués dix-neuf heures après l'ingestion, avaient reconstitué leur glycogène hépathique (42 grammes par kilogramme) ; au contraire, les sujets réalimentés à l'huile, même pendant plusieurs jours, ne présentaient toujours que des traces de glycogène dans le foie.

Dans les muscles, la teneur en glycogène ne semblait pas avoir varié.

Pour le foie, la question est donc définitivement tranchée, et nous dirons avec MM. Bouchard et Desgrez que cet organe est impuissant à faire du glycogène avec la graisse.

Pour les muscles, et les autres tissus, il est très probable qu'il en est de même, mais la démonstration ne ressort pas d'expériences de cette nature, aussi, avons-nous poursuivi nos recherches sur des sujets diabétiques, chez lesquels la production d'hydrates de carbone se traduit par une augmentation de la glycosurie.

Rôle des graisses dans la glycogénie chez les sujets diabétiques.

Von Mering avait déjà constaté que le régime de la graisse, chez les sujets atteints de diabète phloridzinique avait pour effet de modérer la destruction de l'albumine, ainsi que l'intensité de la glycosurie.

Ayant eu à notre disposition une chienne diabétique, nous avons pu réaliser sur elle toute une série d'expériences, qui nous ont donné des résultats d'une grande netteté. Nous avons étudié, sur cet animal, la nutrition de l'organisme diabétique dans le cas du régime hydrocarboné, du régime carné, de l'inanition et du régime gras. Nous allons résumer brièvement les résultats de cette expérience.

Il s'agit d'une chienne âgée de neuf ans, dont le diabète se serait déclaré brusquement à la suite d'une fatigue de chasse, trois semaines environ avant qu'on nous l'abandonnât.

L'attention du propriétaire avait été attirée par l'amaigrissement rapide, la perte des forces, la polyphagie, la polydipsie, et la polyurie. De très grasse qu'elle était, elle passa successivement par l'embonpoint ordinaire et la maigreur extrême. Au début de notre expérience, elle était déjà maigre et pesait 9 kg. 700.

Nous résumons, dans le tableau page 10. les effets des différents régimes sur son poids, l'élimination du sucre, de l'urée, de l'acétone et le quotient respiratoire.

Nous voyons, d'après les chiffres indiqués sur ce tableau, que cette chienne, nourrie avec de la soupe, maigrissait de 300 grammes par jour, éliminait 125 grammes de sucre et 12 grammes d'urée.

Avec le régime carné, comportant 500 grammes de

viande bouillie, la perte de poids est encore de 250 grammes et l'urine renferme 51 grammes de sucre et 35 grammes d'urée. Cette quantité de sucre est énorme pour un poids de 8 kilogrammes et une alimentation exclusivement carnée : tel un homme de 64 kilogrammes qui éliminerait 400 grammes de sucre en ne mangeant que de la viande.

Chienne diabétique (9 ans).

RÉGIME	SOUPE À DISCRÉTION (4 jours)	VIANDE BOUILLIE 500 gr. (2 jours)	INANITION (1 jour)	RÉGIME GRAS (10 jours)
Poids . .	Diminution 300 gr. par jour.	Diminution 250 gr. par jour.	Diminution 300 gr. par jour.	Stationnaire
Urée. . . .	12 gr. 24	34 gr. 69	16 gr. 38	5 gr. 99
Sucre . . .	125 gr. 47	51 gr. 71	19 gr. 17	3 gr. 78
Acétone. .	0 gr. 688	1 gr. 249	0 gr. 122	0 gr. 493
$\frac{CO^2}{O^2}$	0 gr. 663	0 gr. 665	0 gr. 66	0 gr. 67 les quatre derniers jours 0 gr. 700

L'amaigrissement est également considérable : 2 kilogrammes en six jours, sur un poids initial de 9 kg. 700 et cela sous l'influence d'une alimentation surabondante de soupe ou de viande.

Le septième jour, nous privons l'animal d'aliments solides : la perte de poids est la même qu'avec le régime hydrocarboné (300 gr.), l'urée tombe à 16 gr. 37 et le sucre à 19 gr. 17.

Les jours suivants, nous étudions les effets du régime gras. Au moment où nous commençons ces expériences, l'animal est extrêmement faible, c'est à peine s'il peut se tenir sur ses pattes. Il ne pèse plus que 7 kg. 700. Nous lui introduisons dans l'estomac, au moyen d'une sonde, 200 grammes d'huile saponifiée. Le lendemain, nous trouvons l'animal debout dans sa cage, ayant un tout autre aspect que la veille. Son poids a augmenté, la quantité d'urine a beaucoup diminué ; à l'analyse, on constate une chute très forte du sucre et de l'urée : 7 gr. 38 de sucre et 9 gr. 79 d'urée. Le sucre continue à baisser les jours suivants à 4 gr. 44, 1 gr. 65 et 0 gr. 55, l'urée subit des variations dans le même sens. En même temps, l'état général s'améliore d'une façon considérable : l'animal devient gai, fort, énergique, son regard est normal. Il coupe avec les dents les fils de fer de sa cage et réussit deux fois à s'échapper. Il va à la selle spontanément, ce qui n'avait pas lieu avant ce régime.

Nous conservons l'animal pendant dix jours et pendant tout ce temps le poids se maintient. A partir du quatrième jour, nous ajoutons à sa ration d'huile, que nous réduisons à 100 grammes, 70 à 100 grammes de viande bouillie qu'il supporte sans augmentation de sucre.

Au cours de ces dix jours, nous étudions sur cet animal les effets de l'ingestion d'une macération de pancréas. Sous l'influence de cette médication, nous voyons le sucre augmenter dans les urines et cela à deux reprises différentes. Ces résultats n'ont rien de surprenant, car nous introduisons dans l'organisme de l'amylase pancréatique qui accélère la destruction du glycogène et contribue à augmenter l'hyperglycémie.

M. Pariset a d'ailleurs montré que l'injection sous-cutanée de suc pancréatique à un sujet sain produit de la glycosurie. La médication pancréatique a donc une influence fâcheuse sur ce symptôme.

L'animal meurt accidentellement le dixième jour de traitement.

A l'autopsie, on trouve un pancréas absolument sain (les examens macroscopique et microscopique ne décèlent rien d'anormal), de la dégénérescence graisseuse du foie et des muscles et l'absence de glycogène dans ces organes.

Cette expérience nous montre que le régime gras a eu pour effet de faire disparaître le sucre, d'abaisser fortement l'urée et d'arrêter l'amaigrissement en améliorant l'état général.

Sous l'influence de toute alimentation pouvant former du sucre (hydrates de carbone — viande), la glycosurie s'élevait chez cet animal au-dessus de celle du jeûne, c'est-à-dire au-dessus de 19 grammes. Si les graisses avaient pu se transformer en glycogène et en sucre, la glycosurie aurait dû augmenter avec le régime gras, au lieu de cela elle a baissé rapidement et presque disparu.

Ceci nous prouve que, chez les diabétiques, *la graisse est brûlée sous forme de graisse et qu'elle ne se transforme pas en sucre.* L'énergie potentielle accumulée dans la molécule et libérée pendant cette combustion, est donc utilisable en totalité par l'organisme diabétique. L'albumine, au contraire, donnant 44 pour 100 de sucre non utilisé par le malade, a son pouvoir énergétique diminué environ de moitié.

Si l'on considère en outre, que la graisse en brûlant dégage presque deux fois plus de calories que l'albumine à poids égal, il s'ensuit que chez le diabétique, 1 gramme de graisse est l'équivalent, au point de vue thermique, de près de 4 grammes d'albumine. Aussi l'ingestion d'un peu de graisse épargne-t-elle, chez ces malades, la destruction d'une notable quantité d'albumine ; c'est ce qui explique la disparition rapide de l'azoturie.

Les corps gras apparaissent donc comme les aliments de prédilection des diabétiques.

Traitement du diabète par le régime gras.

De ces résultats découle tout un traitement du diabète reposant sur des bases physiologiques, dont voici les lignes directrices :

1° Suppression plus ou moins complète des hydrates de carbone ;

2° Réduction de l'albumine alimentaire au minimum indispensable à la réparation de l'usure organique ;

3° Administration de corps gras directement assimilables.

Le pain, les farineux, les féculents, les légumes secs seront défendus ; au contraire, on fera une large part dans l'alimentation aux légumes verts qui apportent peu d'hydrates de carbone, beaucoup d'eau et de sels minéraux.

On permettra également toutes les viandes, les œufs, les fromages, de même que les corps gras en nature, beurre, huile, etc. Enfin, on donnera en supplément des corps gras facilement assimilables.

Sous l'influence de ce régime, on obtient la *disparition*

rapide et complète du sucre, l'abaissement de l'urée et l'arrêt immédiat de l'amaigrissement lorsqu'il existe.

L'état général subit une amélioration considérable ; la *soif disparaît* et les *forces reviennent :* forces musculaires, nerveuses et génésiques. On arrive, en définitive, à faire vivre les diabétiques comme des sujets non malades, en leur supprimant les malaises et les dangers du diabète.

Ce régime, tel que nous venons de l'indiquer, a pour effet d'augmenter l'acidité urinaire, déjà élevée chez les diabétiques, puisqu'il remplace des produits végétaux (féculents, farineux, pain), riches en sels alcalins, par de la graisse qui donne des produits acides. On sait, en effet, que l'urine des herbivores, normalement alcaline, devient acide pendant l'inanition, l'animal brûlant ses réserves de graisse.

Cette hyperacidité urinaire, résultant de ce régime, peut entraîner, lorsqu'elle n'est pas combattue, une augmentation de l'acétone ; mais pour éviter cet inconvénient, il suffit de ramener l'acidité à son taux normal par l'administration de bicarbonate de soude. Dans ces conditions, on voit l'acétone baisser, en même temps que le sucre chez les diabétiques. L'édification de ce traitement est donc basée sur la connaissance des éléments suivants :

1° Sucre éliminé dans les vingt-quatre heures.

2° Urée — — — —

3° Acidité urinaire.

4° Variations de poids du malade.

Ce dernier facteur permet de régler l'alimentation au point de vue quantitatif.

Les proportions relatives d'aliments azotés et d'aliments gras sont déterminées d'après les chiffres du sucre et d'urée. Si, malgré la suppression complète du pain et des féculents, le malade continuait à avoir du sucre et un taux d'urée élevé, on diminuerait les aliments azotés qui font du sucre et on les remplacerait par des corps gras, jusqu'à ce que le taux de l'urée soit suffisamment abaissé : 20 grammes pour un sujet de 60 kilogrammes, par exemple.

L'administration de corps gras aux diabétiques n'est pas chose nouvelle : de nombreux auteurs l'ont conseillée, mais sans se baser sur des connaissances physiologiques précises. D'ailleurs les essais tentés jusqu'à ce jour n'ont généralement donné que des demi-résultats, vu les difficultés que l'on éprouve à faire supporter aux malades des quantités suffisantes de graisse en nature.

C'est pour parer à ces inconvénients que nous avons cherché à administrer les corps gras, sous forme de médicament, à l'insu du malade, après les avoir rendus directement assimilables au moyen d'une émulsion avec saponification partielle obtenue par l'action de la lessive de soude. On fait subir aux corps gras une transformation analogue à celle qui s'effectue sous l'influence des sucs digestifs ; on se rapproche ainsi le plus possible des conditions physiologiques.

L'application de ce traitement à l'homme a été faite sur une trentaine de malades et entre autres sur un jeune diabétique tuberculeux (356 grammes de sucre) de la clinique de M. le professeur Teissier[1]. Chez ce dernier malade, après trois semaines de traitement, les urines ne renfermaient plus trace de sucre, le poids avait augmenté de 5 kilogrammes et l'urée était tombée de 58 grammes à 18 grammes, l'acétone de 5 grammes à 0 gr. 194. L'amélioration de l'état général a suivi ces modifications urinaires. Chez tous les autres malades, nous avons obtenu les mêmes résultats que sur le chien, quelle que soit la forme de la maladie.

Il est intéressant de remarquer que les effets de ce traitement sont constants dans les diverses formes cliniques de diabète ; diabète gras, maigre, nerveux, traumatique, arthritique, tuberculeux, etc.

Ceci ne veut pas dire que tous les diabétiques, sans exception, tirent un bénéfice égal du traitement, car tous n'ont pas la même tolérance vis-à-vis de la préparation huileuse, mais toutes les fois que cette dernière est bien supportée, ce qui est le cas général, on observe une diminution plus ou moins rapide du sucre et un relèvement de l'état général.

Il semble au premier abord que ce traitement ne doive

[1] Hôtel-Dieu de Lyon.

pas donner de résultat dans le diabète gras, puisque l'on se trouve en présence de malades qui ont déjà de la graisse en excès ; mais il s'agit là de graisse de réserve qui n'est attaquée que lorsque l'alimentation est insuffisante.

La graisse alimentaire, au contraire, est brûlée en totalité, chez les obèses comme chez les sujets maigres, lorsque la ration est juste suffisante et qu'elle ne produit aucune augmentation de poids.

L'expérience nous montre, d'ailleurs, que les malades atteints de diabète gras bénéficient comme les autres de cette méthode de traitement.

On ne saurait contester qu'au point de vue clinique il existe des types de diabète bien différents, on se trouve plutôt en présence d'un syndrome que d'une entité morbide, mais il semble néanmoins que pour tous ces types le mécanisme final de la glycosurie soit le même.

Dans toutes les formes de diabète expérimental, ou de diabète spontané chez les animaux et chez l'homme, on constate un appauvrissement glycogénique du foie et des muscles et un abaissement du quotient respiratoire.

Le premier de ces faits nous montre que le diabétique a perdu la faculté de mettre son sucre en réserve sous forme de glycogène (Gley, Lafon), et le second témoigne d'un défaut de combustion des hydrates de carbone.

Le diabétique ne brûle pas, ou brûle incomplètement son sucre, sans toutefois que la consommation d'oxygène soit abaissée ; au lieu de brûler du sucre, il brûle de la graisse, et s'il est maigre il brûle son albumine ; dans ce cas, on observe de l'azoturie.

Nous allons voir que les bons effets de l'administration de corps gras aux diabétiques, non seulement sont imputables au changement de régime, mais qu'ils procèdent aussi d'une véritable action thérapeutique aboutissant à une meilleure utilisation du sucre. En d'autres termes, sous l'influence de ce traitement, le malade s'achemine vers l'état normal.

Cela résulte d'observations faites sur nos malades en traitement, et dont voici les conclusions :

1° Ce traitement consistant en une modification de

régime, le sucre devrait tomber brusquement pendant les deux ou trois premiers jours et s'arrêter dans sa chute, une fois l'équilibre établi entre le sucre éliminé et le sucre apporté par l'alimentation. On sait en effet que la nutrition s'équilibre très vite avec les régimes nouveaux.

Or, les choses ne se passent pas ainsi. Le sucre éliminé par les urines continue à baisser les jours suivants, le régime restant le même. Ceci ne peut s'expliquer que par une meilleure utilisation des hydrates de carbone, et nous nous demandons si cet état de choses n'est pas le résultat de la diminution de l'hyperglycémie.

Il n'est pas impossible, en effet, que l'état de concentration du sucre dans le sang exerce une influence sur les processus chimiques de la nutrition. Ces phénomènes sont extrêmement délicats et complexes, et ils exigent, pour s'accomplir, des milieux nutritifs d'une composition déterminée.

Il est permis de supposer que l'accumulation de sucre dans le sang et les tissus est capable de gêner la combustion du glucose ; on peut d'ailleurs citer un fait analogue, celui de l'oxygène sous pression qui n'entretient plus les combustions respiratoires.

Il suffirait d'abaisser le taux du sucre sanguin, pour permettre au malade de brûler une plus grande quantité de sucre.

D'autres observations viennent à l'appui de cette manière de voir.

2° Lorsque l'on a obtenu la disparition complète du sucre sur un malade, on peut diminuer progressivement la dose de corps gras, et revenir à un régime de plus en plus riche en hydrates de carbone, sans faire remonter le sucre dans l'urine.

3° Si l'on remet brusquement un malade dont le sucre a disparu à son régime antérieur, le sucre ne remonte jamais à ce qu'il était avant le traitement.

4° Dans les cas de diabète grave, à forte glycosurie, la chute brusque et intense de sucre ne s'explique pas par la seule modification apportée au régime. C'est le cas du malade observé dans la clinique de M. le professeur Teissier dont la chute de sucre a été de 356 grammes, alors que le glucose formé en moins, grâce à la suppression des hydrates de carbone alimentaires et à la moindre destruction de l'albumine (calculée par l'abaissement de l'urée), n'était que d'une centaine de grammes. L'écart est considérable, et nous prouve une fois de plus combien peut être grande l'amélioration apportée dans la combustion des hydrates de carbone, par le régime gras ; ce dernier malade brûlait après le traitement 256 grammes de glucose qu'il ne brûlait pas auparavant.

En résumé, nous pouvons dire que le régime des corps gras appliqué aux diabétiques a pour effet :

D'amener rapidement la disparition du sucre ;

D'abaisser fortement l'urée et, par conséquent, d'épargner la destruction d'albumine ;

D'arrêter l'amaigrissement ;

Et de produire une amélioration considérable de l'état général : disparition de la soif, réapparition des forces et de l'activité intellectuelle.

Les résultats de ce traitement s'expliquent par la modification apportée au régime et aussi par une amélioration dans la combustion des hydrates de carbone, que l'on peut rapporter à l'abaissement du taux du sucre sanguin.

Il y a donc un intérêt capital à faire disparaître le sucre de l'urine des diabétiques, puisque son accumulation dans le sang gêne sa propre combustion et aggrave l'état du malade.

Il est d'autant plus intéressant de rechercher ce résultat qu'il peut être atteint facilement, tout en alimentant abondamment le malade et en améliorant son état général.

Journal de Physiologie et de Pathologie générale.

Du rôle des graisses dans la glycogénie. — Traitement du diabète par le régime gras.

Par E. Maignon.

(Voir t. X, année 1908, p. 866-881).

II

ANALYSES DE CES DIVERSES COMMUNICATIONS

Voir : *Semaine médicale*, 15 Avril 1908, p. 191.
Presse médicale, 15 Avril 1908, p. 244.

PRESSE MÉDICALE

5 Septembre 1908, p. 573.

Les graisses dans le régime des diabétiques,

Par R. Romme

Faire une large part aux graisses dans le régime des diabétiques est une idée relativement nouvelle. On y a pensé le jour où l'on a compris la nécessité de fournir à l'organisme de ces malades un nombre réglementaire de calories sans recourir à une alimentation exclusivement carnée, dont on a appris les inconvénients. Le rôle que pouvaient jouer les graisses a paru particulièrement important quand Bouchard et Desgrez ont montré, en 1900, que chez les animaux soumis pendant plusieurs jours au jeûne absolu et réalimentés avec des graisses, celles-ci n'étaient pas utilisées par le foie pour fabriquer du glycogène. Plus tard, ce fait a été confirmé par M. Maignon[1], qui a encore trouvé des quantités normales de glycogène dans le foie des animaux inanitiés et réalimentés ensuite avec de la viande.

Mais si, à l'état normal, le foie ne fabrique pas de glycogène avec des graisses — et tout porte à croire que cette incapacité s'étend aux autres organes — en est-il de même de l'organisme diabétique? La réponse à cette question nous est fournie par une expérience de M. Maignon, que nous allons relater avec quelques détails.

Le hasard avait amené au laboratoire du professeur Arloing, à l'école vétérinaire de Lyon, une chienne diabétique, chez laquelle le diabète s'était déclaré brusquement à la suite d'une fatigue de chasse. M. Maignon en profita pour étudier sur cet animal les effets de divers régimes. Voici quels en furent les résultats.

Nourrie pendant quatre jours avec de la soupe à discrétion, cette chienne a maigri de 300 grammes par jour et éliminé par jour 125 grammes de sucre, 12 grammes d'urée et 0 gr. 688 d'acétone.

[1] F. Maignon, *Lyon méd.*, 1908, vol. CXI, nº 33, p. 249.

Avec le régime exclusivement carné, continué pendant deux jours (500 grammes de viande bouillie par jour), on a noté, chez elle, une perte de poids de 250 grammes par jour et une élimination quotidienne de 51 grammes de sucre, de 34 grammes d'urée et de 1 gr. 249 d'acétone.

Privée ensuite, pendant un jour, d'aliments solides, cette chienne a présenté une perte de poids de 300 grammes, la même qu'avec le régime des soupes, et une élimination de 19 grammes de sucre, de 16 grammes d'urée et de 0 gr. 66 d'acétone.

C'est à ce moment que l'animal fut soumis, durant dix jours, au régime exclusif des graisses, 200 grammes d'huile saponifiée introduits directement dans l'estomac. « Au moment où nous commençons ces expériences, écrit M. Maignon, l'animal est extrêmement faible, c'est à peine s'il peut se tenir sur ses pattes. Le lendemain, nous le trouvons debout dans sa cage, ayant un tout autre aspect que la veille. Son poids a augmenté, la quantité d'urine est beaucoup moindre ; à l'analyse, on constate une diminution très forte du sucre et de l'urée : 7 gr. 38 de sucre et 9 gr. 79 d'urée. Le sucre continue à baisser les jours suivants à 4 gr. 44, à 1 gr. 65, à 0 gr. 55 ; l'urée subit des variations dans le même sens. En même temps, l'état général s'améliore d'une manière considérable ; l'animal devient gai, fort, énergique, caressant, son regard est normal. Il coupe avec ses dents les fils de fer de sa cage et réussit deux fois à s'échapper.

« Nous conservons l'animal pendant dix jours, et pendant tout ce temps le poids se maintient. A partir du quatrième jour, nous ajoutons à sa ration d'huile, que nous réduisons à 100 grammes, 70 à 100 grammes de viande, qu'il supporte sans augmentation de sucre. »

Ainsi donc, contrairement à l'albumine qui donnait encore près de 40 pour 100 de sucre non utilisé, la graisse a eu pour résultat, dans cette expérience, de faire disparaître presque complètement le sucre, d'abaisser fortement la quantité d'urée, d'arrêter l'amaigrissement en mettant un terme à la destruction des albuminoïdes de l'organisme et d'améliorer considérablement l'état général.

Ce sont précisément les résultats de cette expérience qui ont fait penser à M. Maignon qu'un traitement diététique analogue devait produire le même effet chez les diabétiques. En collaboration avec M. Fernand Arloing, il soumit donc une vingtaine de diabétiques à un régime basé sur : 1° La suppression plus ou moins complète d'hydrates de carbone ; 2° la réduction de l'albumine alimentaire au minimum indispensable à la réparation de l'usure organique ; 3° l'administration de corps gras comme complément de ration.

Viandes, œufs, fromages fournissaient à ces malades l'albumine dont ils avaient besoin. Les légumes verts, riches en eau et en sels minéraux et pauvres en hydrates de carbone, remplaçaient le pain, les farineux et les féculents. La graisse était administrée en nature (beurre, lard, huile d'olives) et sous forme de médicament (émulsion de graisse saponifiée) qu'on donnait une heure et demie après le petit déjeuner du matin, et trois heures après les principaux repas, au moment où l'estomac était déjà vide et l'intestin en pleine absorption. Les pesées régulières des malades, l'analyse du sucre et de l'urée (celle-ci ne devant pas dépasser une vingtaine de grammes pour un poids de 60 kilogrammes) permettaient de « doser » ce régime (l'albumine, les hydrates de carbone et les graisses qui y étaient contenus). Disons enfin que l'administration du bicarbonate de soude servait à parer à l'augmentation trop grande de l'acidité urinaire, comportant le danger de l'acétonurie.

Ce régime a donné chez les diabétiques des résultats presque identiques à ceux qui ont été enregistrés chez la chienne diabétique soumise au régime des graisses. Chez presque tous ces malades on a obtenu une disparition rapide et plus ou moins complète du sucre urinaire, un abaissement du taux de l'urée, un arrêt immédiat de l'amaigrissement. L'état général s'améliorait d'une façon très remarquable, les forces musculaire, nerveuse, génésique revenaient, la soif disparaissait et la polyurie se modérait.

Chez ces malades, la graisse semblait même agir mieux qu'un aliment de choix : à certains points de vue son action était véritablement curative. Ainsi chez les diabétiques chez lesquels ce régime amenait une disparition complète ou presque complète du sucre, on pouvait diminuer progressivement la ration de graisse et revenir à un régime plus riche en hydrates de carbone sans faire remonter le sucre de l'urine. De même encore, chez les diabétiques désucrés par le régime des graisses et remis brusquement à leur régime antérieur, la glycosurie n'atteignait jamais le taux qu'elle avait auparavant. Dans les deux cas, la graisse semblait donc avoir pour résultat de conférer à l'organisme diabétique le pouvoir de mieux utiliser les hydrates de carbone. M. Maignon explique ces faits en admettant que les graisses activent les combustions respiratoires, si bien qu'une quantité plus grande de sucre serait entraînée dans cette combustion.

Tels sont les faits que MM. Maignon et Fernand Arloing ont constatés chez leurs diabétiques soumis au régime des graisses. Ils sont suffisamment intéressants pour être signalés à nos lecteurs, et méritent certainement d'être vérifiés.

PROVINCE MÉDICALE

30 Janvier 1908, p. 48.

Traitement du diabète par les corps gras. D'après des recherches cliniques et expérimentales récentes.

En 1900, MM. Bouchard et Desgrez ont étudié, chez des animaux inanitiés, l'influence de la réalimentation à la graisse sur la néoformation du glycogène. Des chiens soumis à un jeûne de trois à cinq jours sont nourris avec du lard gras. Le glycogène est dosé, sur des sujets différents, avant et après cette réalimentation : il ne décèle aucune augmentation dans le foie. Cette conclusion s'est imposée que le foie est incapable d'utiliser les graisses pour former du glycogène.

Plus récemment, M. F. Maignon, dans le laboratoire du professeur Arloing, a effectué des expériences analogues, en vue d'étudier comparativement l'influence de la réalimentation à la viande et à la graisse. Les expériences ont été faites aux mois de mai, juin, époque à laquelle le foie ne renferme plus que des traces de glycogène (0 gr. 50 à 1 gr. 50 par kg.) après trois jours, et même quarante-huit heures d'inanition.

Les expériences ont porté sur le chien : aux uns, il a été donné de la viande bouillie, aux autres de l'huile émulsionnée dans une solution de carbonate de soude (on l'introduisait directement dans l'estomac au moyen d'une sonde).

Les animaux réalimentés à la viande, tués dix-neuf heures après l'ingestion, avaient reconstitué leur glycogène hépatique (42 gr. par kg); au contraire, les sujets réalimentés à l'huile, même pendant plusieurs jours, ne présentaient toujours que des traces de glycogène dans le foie.

Dans les muscles, la teneur en glycogène ne semblait pas avoir varié.

Pour le foie, la question est donc définitivement tranchée. Il reste acquis que cet organe est impuissant à faire du glycogène avec de la graisse. Il venait immédiatement à l'esprit de compléter ces recherches par l'étude du rôle des graisses dans la glycogénie chez les sujets diabétiques.

Von Mering avait déjà constaté que le régime de la graisse, chez les sujets atteints de diabète phloridzinique, avait pour effet de modérer la destruction de l'albumine, ainsi que l'intensité de la glycosurie.

M. Maignon eut à sa disposition une chienne diabétique. C'était une chienne âgée de neuf ans, dont le diabète se serait déclaré brusquement à la suite d'une fatigue de chasse, trois semaines environ avant qu'elle entrât à l'Ecole vétérinaire deLyon.

L'attention du propriétaire avait été attirée par l'amaigrissement rapide, la perte des forces, la polyphagie, la polydipsie et la polyurie. De très grasse qu'elle était, elle passa successivement par l'embonpoint ordinaire et la maigreur extrême. Au début des expériences, elle était déjà maigre et pesait 9 kg. 700.

Cette chienne, nourrie avec de la soupe, maigrissait de 300 grammes par jour, éliminait 125 grammes de sucre, et 12 grammes d'urée.

Avec le régime carné, comportant 500 grammes de viande bouillie, la perte de poids était encore de 250 grammes et l'urine renfermait 51 grammes de sucre et 34 grammes d'urée. Cette quantité de sucre est énorme pour un poids de 8 kilogrammes et une alimentation exclusivement carnée : tel un homme de 64 kilogrammes qui éliminerait 400 grammes de sucre en ne mangeant que de la viande.

L'amaigrissement est également considérable ; 2 kilogrammes en six jours, sur un poids initial de 9 kg. 700, et cela sous l'influence d'une alimentation surabondante de soupe et de viande.

Le septième jour, l'animal est privé d'aliments solides : la perte de poids est la même qu'avec le régime hydrocarboné (300 grammes), l'urée tombe à 16 gr. 38 et le sucre à 19 gr. 17.

Les jours suivants, M. Maignon étudia les effets du régime gras.

Au moment où cette expérience est commencée, l'animal est extrêmement faible, c'est à peine s'il peut se tenir sur ses pattes ; il ne pèse plus que 7 kg. 400. Au moyen d'une sonde, 200 grammes d'huile saponifiée sont introduits dans l'estomac. Le lendemain, l'animal est debout dans sa cage, ayant un tout autre aspect que la veille. Son poids a augmenté, la quantité d'urine est beaucoup moindre ; à l'analyse on constate une diminution très forte du sucre et de l'urée : 7 gr. 38 de sucre et 9 gr. 79 d'urée. Le sucre continue à baisser les jours suivants à 4 gr. 44, 1 gr. 65 et 55 centigrammes ; l'urée subit des variations dans le même sens. En même temps, l'état général s'améliore d'une manière considérable : l'animal devient gai, fort, énergique. caressant, son regard est normal. Il coupe avec ses dents les fils de fer de sa cage et réussit deux fois à s'échapper. Il va à la selle spontanément, ce qui n'avait pas lieu avant ce régime.

L'animal est conservé pendant dix jours, et pendant tout ce temps le poids se maintient. A partir du quatrième jour, on ajoute à sa ration d'huile, réduite à 100 grammes, de la viande bouillie 70 à 100 grammes qu'il supporte sans augmentation de sucre.

L'animal meurt accidentellement le dixième jour du traitement. A l'autopsie, on trouve un pancréas absolument sain (les examens macroscopiques et microscopiques ne décèlent rien d'anormal), de la dégénérescence graisseuse du foie et des muscles et l'absence presque complète de glycogène dans ces organes.

Ces expériences sont des plus démonstratives : le régime gras a eu pour effet de faire disparaître le sucre, d'abaisser fortement l'urée, et d'arrêter l'amaigrissement en améliorant l'état général.

Elles prouvent notamment que chez les sujets diabétiques, la graisse est brûlée sous forme de graisse et qu'elle ne se transforme pas en sucre. L'énergie potentielle, accumulée dans la molécule, et libérée pendant cette combustion, est donc utilisable en totalité par l'organisme diabétique. L'albumine, au contraire, donnant 44 pour 100 de sucre, non utilisé par le malade, a son pouvoir énergétique diminué environ de moitié.

Si l'on considère, en outre, que la graisse, en brûlant, dégage presque deux fois plus de calories que l'albumine à poids égal, il s'ensuit que chez le diabétique 1 gramme de graisse est l'équivalent au point de vue thermique de près de 4 grammes d'albumine. Aussi l'ingestion d'un peu de graisse épargne-t-elle chez ces malades la destruction d'une notable quantité d'albumine ; c'est ce qui explique la disparition rapide de l'azoturie.

Les corps gras apparaissent donc comme les aliments de prédilection des diabétiques.

Il découle de ces résultats tout un traitement du diabète, reposant sur des bases physiologiques et dont voici les lignes directrices :

1° Suppression plus ou moins complète des hydrates de carbone ;

2° Réduction de l'albumine alimentaire au minimum indispensable à la réparation de l'usure organique ;

3° Administration de corps gras comme complément de ration.

Le pain, les farineux, féculents, légumes secs seront défendus ; au contraire, on fera une large place, dans l'alimentation, aux légumes verts qui apportent peu d'hydrate de carbone, beaucoup d'eau et de sels minéraux.

On permettra également toutes les viandes, les œufs, fromages, de même que les corps gras en nature, beurre, huile, etc... Enfin, on donnera en supplément des corps gras saponifiés.

Sous l'influence de ce régime, on obtient la *disparition rapide et complète du sucre*, l'*abaissement de l'urée* et l'*arrêt immédiat de l'amaigrissement,* s'il existe.

L'*état général* subit une amélioration considérable, la *soif disparaît* et les *forces reviennent :* forces musculaire, nerveuse et génésique. On arrive en définitive à faire vivre les diabétiques comme des sujets non malades, en leur supprimant les malaises et les dangers du diabète.

L'édification de ce traitement est donc basée sur la connaissance des facteurs suivants :

L'élimination de sucre ;

L'élimination d'urée ;

L'acidité urinaire ;

Le poids.

Les variations de poids permettent de régler quantitativement le régime, la détermination qualitative reposant sur l'examen du sucre et de l'urée. Cette dernière substance doit tomber à une vingtaine de grammes pour un poids de 60 kilogrammes.

L'administration de corps gras aux diabétiques n'est pas chose nouvelle. De nombreux auteurs l'ont conseillé — le professeur R. Lépine, entre autres — mais sans se baser sur des connaissances physiologiques précises. D'ailleurs, les essais tentés jusqu'à ce jour n'ont généralement donné que des demi-résultats, étant donné les difficultés que l'on éprouvait à faire supporter aux malades des quantités suffisantes de graisse en nature.

C'est pour parer à ces inconvénients que M. Maignon a cherché à administrer les corps gras, sous forme de médicament, après les avoir rendus directement assimilables au moyen d'une émulsion avec saponification partielle obtenue à l'aide de la lessive de soude.

Le moment le plus propice à l'administration est une heure et demie après le petit déjeuner du matin, et trois heures après les principaux repas, au moment où l'estomac est déjà vide et l'intestin en pleine absorption.

L'application de ce traitement à l'homme a été faite, en collaboration avec le Dr Fernand Arloing, sur une vingtaine de malades, parmi lesquels un jeune homme diabétique (356 gr. de sucre) de la clinique de M. le professeur Teissier[1].

Chez tous ces malades, les mêmes résultats que sur le chien ont été obtenus, quelle que soit la forme de la maladie. Il est intéressant de remarquer que les effets de ce traitement sont constants dans les diverses formes cliniques de diabète : diabète gras, maigre, nerveux, traumatique, arthritique, tuberculeux, etc.

Il semble au premier abord que ce traitement ne doive pas donner de résultats dans le diabète gras, puisque l'on se trouve en présence de malades qui ont déjà de la graisse en excès ; mais il faut envisager que c'est de la graisse de réserve, qui n'est attaquée que si l'alimentation devient insuffisante. Il n'en est plus de même de la graisse alimentaire, lorsque la ration n'est pas surabondante ; dans ce cas, les principes immédiats ingérés sont brûlés en totalité, et si la ration comporte de la graisse, le sujet obèse lui-même brûlera cette graisse.

L'expérience montre, d'ailleurs, que les malades atteints de diabète gras bénéficient, comme les autres, de cette méthode de traitement.

[1] Cf. Comptes rendus de la *Société médicale des hôpitaux de Lyon*, 1908 ; *Lyon médical*, 1908, p. 255, et *Bulletins et mém. de la Société de biologie*, 1908.

On ne saurait contester qu'au point de vue clinique il existe des types de diabète bien différents : il s'agit plutôt d'un syndrome que d'une entité morbide; mais il semble que pour tous ces types le mécanisme final de la glycosurie soit le même.

Dans toutes les formes de diabète expérimental ou de diabète spontané chez les animaux et chez l'homme, on constate un appauvrissement glycogénique du foie et des muscles et un abaissement du quotient respiratoire.

Le premier de ces faits nous montre que le diabétique a perdu la faculté de mettre son sucre en réserve sous forme de glycogène (Gley, Lafon), et le second témoigne d'un défaut de combustion des hydrates de carbone.

Le diabétique ne brûle pas ou brûle incomplètement son sucre, sans toutefois que la consommation d'oxygène soit abaissée ; au lieu de brûler du sucre il brûle de la graisse, et, s'il est maigre, il brûle son albumine ; dans ce cas, on observe de l'azoturie.

Sans insister davantage sur les intéressantes recherches expérimentales de M. Maignon et les heureuses applications cliniques faites par le Dr Fernand Arloing du régime à base de corps gras saponifiés prescrit aux diabétiques, on peut reconnaître que ce traitement a pour effet :

D'amener rapidement la disparition du sucre :

D'abaisser fortement l'urée et par conséquent d'épargner la destruction de l'albumine;

D'arrêter l'amaigrissement.

Et de produire une amélioration considérable de l'état général : disparition de la soif, réapparition des forces et de l'activité intellectuelle et génésique.

Les résultats de ce traitement s'expliquent par la modification apportée au régime, et aussi par une véritable action curative, se traduisant par une meilleure utilisation des hydrates de carbone, action que l'on peut rapporter à l'abaissement du taux du sucre sanguin, et peut-être aussi à l'accroissement des combustions respiratoires.

Les contre-indications ne s'observent guère que chez les diabétiques à gros foie et chez ceux digérant mal les graisses.

Ce sont là des faits et des constatations qu'il est très important de signaler, car ils viennent ouvrir de nouveaux horizons à la thérapeutique si variée, mais si incertaine dans ses résultats, des différentes formes cliniques du diabète. Mais quelles que soient les discussions doctrinales engagées sur le mode d'action des corps gras saponifiés chez le diabétique, il apparaît incontestable que leur administration convenable améliore rapidement ces malades. C'est ce point qu'il convient surtout de retenir comme intéressant plus directement et immédiatement le praticien.

L. M.

LA CLINIQUE

1er Janvier 1909, p. 11.

Traitement du diabète par les corps gras saponifiés.

Par Maurice GENTY

D'après les expériences de Bouchard et Desgrez, le foie est incapable de faire du glycogène aux dépens des graisses ; mais, si les choses se passent ainsi à l'état normal, en est-il de même de l'organisme diabétique ?

Ayant eu à sa disposition une chienne diabétique, M. Maignon en profita pour étudier chez cet animal la nutrition de l'organisme diabétique dans les cas du régime hydrocarboné, du régime carné, de l'inanition et du régime gras.

Voici les résultats auxquels il est arrivé :

Cette chienne, nourrie avec de la soupe, maigrissait de 300 grammes par jour, éliminait 125 grammes de sucre et 12 grammes d'urée.

Avec le régime carné, comportant 500 grammes de viande bouillie, la perte de poids est encore de 250 grammes et l'urine renferme 51 grammes de sucre et 34 grammes d'urée. L'amaigrissement est également considérable, 2 kilogrammes en six jours sur un poids initial de 9 kig. 700.

Le septième jour, l'animal étant privé d'aliments solides, la perte de poids est la même qu'avec le régime hydrocarboné, l'urée tombe à 16 gr. 30 et le sucre à 19 gr. 17.

Les jours suivants, l'animal est soumis au régime exclusif des graisses ; 200 grammes d'huile saponifiée, qu'on introduit dans l'estomac au moyen d'une sonde. A ce moment, l'animal est extrêmement faible, c'est à peine s'il peut se tenir sur ses pattes, il ne pèse plus que 6 kg. 700. Un jour après le début du traitement, le poids a déjà augmenté, la quantité d'urine est beaucoup moindre ; à l'analyse, on constate une diminution très forte du sucre et de l'urée : 7 gr. 38 de sucre et 9 gr. 79 d'urée. Le sucre continue à baisser les jours suivants à 4 gr. 44, 1 gr. 65 et 0 gr. 55 ; l'urée subit des variations dans le même sens. En même temps, l'état général s'améliore d'une manière considérable. Le traitement est continué pendant dix jours, et pendant tout ce temps le poids se maintient. A partir du quatrième jour, on ajoute à la ration d'huile, qui est réduite à 100 grammes, 70 à 100 grammes de viande bouillie, que l'animal supporte sans augmentation de sucre.

Ainsi donc, le régime gras a eu pour effet de faire disparaître le sucre, d'abaisser fortement l'urée et d'arrêter l'amaigrissement en améliorant l'état général.

Les résultats de cette expérience ont suggéré à M. Maignon l'idée d'instituer tout un traitement du diabète reposant sur des bases physiologiques et dont voici les lignes directrices :

1° Suppression plus ou moins complète des hydrates de carbone ;

2° Réduction de l'albumine alimentaire au minimum indispensable à la réparation de l'usure organique ;

3° Administration de corps gras comme complément de ration.

Le pain, les farineux, féculents, légumes secs, seront défendus ; au contraire, on fera une large place dans l'alimentation aux légumes verts, qui apportent peu d'hydrates de carbone, beaucoup d'eau et de sels minéraux. On permettra également toutes les viandes, les œufs, fromages, de même que les corps gras en nature, beurre, huile, etc. Mais comme il est assez difficile de faire supporter aux malades des quantités suffisantes de graisse en nature, il est nécessaire d'administrer les corps gras sous forme de médicament, après les avoir rendus directement assimilables par la saponification. Le moment le plus propice à l'administration est une heure et demie après le petit déjeuner du matin, et trois heures après les principaux repas, au moment où l'estomac est déjà vide et l'intestin en pleine absorption.

Sous l'influence de ce régime, on obtient la disparition rapide et complète du sucre, l'abaissement de l'urée et l'arrêt immédiat de l'amaigrissement, s'il existe. L'état général subit une amélioration considérable, la soif disparaît et les forces reviennent : forces musculaires, nerveuses et génésiques.

Ce régime a pour effet d'augmenter l'acidité urinaire déjà élevée chez les diabétiques, puisqu'il remplace des produits végétaux riches en sels alcalins par de la graisse qui donne des produits acides. Cette hyperacidité urinaire peut entraîner, lorqu'elle n'est pas combattue, une augmention de l'acétone ; mais, pour éviter cet inconvénient, il suffit de ramener l'acidité urinaire à son taux normal en utilisant du bicarbonate de soude.

L'application de ce régime gras à l'homme diabétique a donné d'excellents résultats, concordant avec ceux obtenus expérimentalement.

III

RÉSULTATS CLINIQUES

SOCIÉTÉ DE BIOLOGIE

« Nos observations[1] ont porté sur les formes cliniques les plus variées (diabète arthritique, diabète gras ou maigre, diabète goutteux, diabète traumatique et nerveux). A titre d'exemple, nous rapporterons quelques cas extrêmement résumés. »

Observation I.

Mme C..., soixante ans *(diabète arthritique)*. Durée du régime gras : un mois et demi.

	Avant le traitement.	*Après 1 mois 1/2 de traitement.*
Urines totales	2.200 cc.	1.680 cc.
Sucre	132 gr.	0
Urée	23 gr. 88	18 gr.
Acétone	0 gr. 110	0 gr. 054

Deux mois après la cessation du traitement, malgré un régime alimentaire peu strict, la malade n'a que 9 gr. 24 de sucre en vingt-quatre heures.

Observation II.

M. O..., quarante-sept ans *(diabète gras*, 101 kil.).

	Avant le traitement.	*Après 15 jours de traitement.*
Urines totales	6.000 cc.	2.000 cc.
Sucre	249 gr. 80	16 gr. 80
Urée	46 gr. 80	28 gr. 15
Acétone	0	0

Observation III.

M. A..., trente-trois ans *(diabète nerveux*, chez un ancien tuberculeux) *(Hôtel-Dieu de Lyon, service de clinique médicale du*

[1] Voir Fernand ARLOING, *Comptes rendus de la Société de Biologie*, séance du 14 novembre 1908, p. 423.

Professeur Teissier). A suivi le régime du 18 juin au 11 septembre 1908.

Avant le traitement.		*A la fin du traitement.*
—		—
Urines totales .	6.300 cc.	1.150 cc.
Sucre	378 gr. 40	0 (après 32 jours de traitement).
Urée.	64 gr. 40	17 gr. 80
Acétone . . .	4 gr. 85	0
Acidité urinaire.	4 gr. 25	2 gr. 52
Poids du sujet .	56 kilog.	67 kilog. 200

Après dix semaines de suspension de traitement, les urines ne contiennent toujours pas de glucose et le malade peut ingérer 100 grammes de pain et 150 grammes de pâtes alimentaires par jour, sans glycosurie.

Observation IV.

M. B..., quarante-cinq ans **(diabète post-traumatique).**

Avant le traitement.		*Après 2 mois de traitement.*
—		—
Urines totales .	2.580 cc.	1.500 cc.
Sucre	117 gr. 26	21 gr.
Urée.	30 gr. 62	22 gr. 35

A réduit, depuis 4 mois, le traitement à une cuillerée par jour, et n'a que 15 grammes de sucre.

Observation V.

M. R..., quarante ans **(diabète maigre).**

Avant le traitement.		*Après 33 jours de traitement.*
—		—
Sucre.	177 gr. 05	28 gr. 61
Urée	61 gr. 66	35 gr. 05
Acétone.	2 gr. 26	2 gr. 73 (a disparu dans la suite).

« Le manque de place nous réduit à ce petit nombre d'observations. Mais l'ensemble de nos cas nous montre que, chez le diabétique qui ingère des corps gras, l'état général s'améliore en même temps que l'on voit la diminution du sucre et celle de l'acétone, la disparition de la polyurie, de la polyphagie et de la polydipsie, l'abaissement du taux de l'urée, la reconstitution de l'état général et la réapparition des forces. Nos résultats confirment donc les conclusions de M. Maignon. Ils ont été obtenus dans le diabète gras aussi bien que dans les autres formes de glycosurie diabétique. »

Généralement bien supportée, la préparation huileuse semble contre-indiquée, à raison des troubles digestifs qu'elle peut engendrer, chez les diabétiques dont les fonctions hépatiques laissent à désirer.

SOCIÉTÉ DE MÉDECINE DE NANCY

Traitement du diabète [1],

Par le Professeur P. SPILLMANN.

Il n'y a pas de traitement spécifique du diabète, attendu qu'il y a des diabètes d'origine très variable.

L'hygiène et le régime jouent le rôle principal dans le traitement ; la suppression du sucre et des féculents, l'emploi des graisses et des aliments azotés constituent la base de l'alimentation.

On a préconisé successivement les alcalins, l'antipyrine, l'opium, l'arsenic, l'opothérapie hépatique et pancréatique, même les courants de haute fréquence. Mais tous ces moyens ne donnent que des résultats généralement passagers.

Dès 1900, Bouchard avait constaté chez les animaux inanitiés, l'influence de la réalimentation à la graisse sur la néoformation du glycogène. Maignon a repris ces expériences sur le chien dans le laboratoire de M. Arloing. Il a ensuite appliqué, dans le service de M. Teissier, la réalimentation à la graisse qui brûle comme graisse et ne se transforme pas en sucre.

Il supprime dans l'alimentation les hydrates de carbone, il réduit la proportion d'albumine et donne surtout des corps gras, de la viande, les légumes verts, des œufs, du fromage, du beurre, de l'huile.

Outre cela, il fait prendre, deux heures après les repas,

[1] *Revue médicale* de l'Est, 15 avril 1909, p. 247.
Province médicale, 3 juillet 1909, p. 291.

une cuillerée à bouche d'huile de sésame émulsionnée et partiellement saponifiée au moyen de la lessive de soude.

M. Spillmann a fait suivre ce traitement à six malades et a constaté chez tous une diminution de la quantité d'urine, de la proportion de sucre, de l'urée, avec un retour de l'activité intellectuelle, des forces, du sommeil et la disparition de certains symptômes pénibles, tels que la polyurie, le prurit génital, etc.

Le résultat le plus marqué a été obtenu chez un homme de 52 ans, diabétique depuis 17 ans, dont le père était mort de diabète et dont une sœur est diabétique. Il rendait plus de six litres d'urine par 24 heures, d'où une insomnie pénible.

En peu de jours, le taux de l'urine tomba à 2.560 grammes, le sommeil reparut ; le sucre diminua dans des proportions notables ; l'urée tomba de 30 grammes à 19 grammes.

Le malade très abattu, amaigri, reprit de l'embonpoint ; incapable depuis plusieurs mois de tout effort intellectuel il put travailler sans fatigue.

Chez les autres malades, l'amélioration a été aussi marquée et elle s'est maintenue depuis plusieurs mois, la proportion de sucre étant réduite à quelques grammes seulement.

Ce traitement n'est évidemment pas nouveau ; il a déjà été proposé par Ebstein et par d'autres auteurs qui ont proposé l'emploi des corps gras, mais les résultats cliniques semblent cependant intéressants à signaler dans le traitement d'une maladie où nous sommes souvent impuissants.

Lyon. — Imprimerie A. Rey et Cie, 4, rue Gentil. — 53214

www.ingramcontent.com/pod-product-compliance
Ingram Content Group UK Ltd.
Pitfield, Milton Keynes, MK11 3LW, UK
UKHW020223200726
13856UKWH00004B/1571